Asado Keto

Sabrosas recetas de barbacoa bajas en carbohidratos perfectas para perder peso y disfrutar de sabrosas comidas con sus amigos y familiares

Mark Nelson

Índice de contenidos

Introducción

Muchas gracias por comprar este increíble libro de cocina cetogénica. Cuando una dieta cetogénica se ha estudiado para encontrar una prevención o cura para ciertos tipos de cáncer, los estudios han sugerido que en realidad puede ser utilizado como un tratamiento complementario para las personas que están en la quimioterapia y la radioterapia. La dieta cetogénica puede aumentar el estrés oxidativo de las células cancerosas más que las células normales y por lo tanto pueden ser fácilmente destruidas.

Cuando las personas que siguen una dieta cetogénica toman decisiones sanas y consumen grasas buenas y saludables, contienen lipoproteínas de alta densidad-HDL. Este colesterol puede unirse al colesterol malo y así ser eliminado del cuerpo. Cuando el colesterol ya no se deposita en el vaso sanguíneo, la condición del corazón mejorará gradualmente.

Esta dieta rica en grasas es muy eficaz para aumentar el funcionamiento del cerebro. Ya que las grasas nutren las células cerebrales y la dieta también desintoxica las neuronas. Este factor es la razón por la que la dieta cetogénica es muy recomendable para las personas con Alzheimer, epilepsia y pérdida de memoria. Además de estos factores, la dieta cetogénica también ayuda a la pérdida de peso. Espero que mis recetas sean de tu agrado y que obtengas los resultados que deseabas. Disfruta de tu comida.

Platos de aves de corral

Hamburguesas de pavo con queso

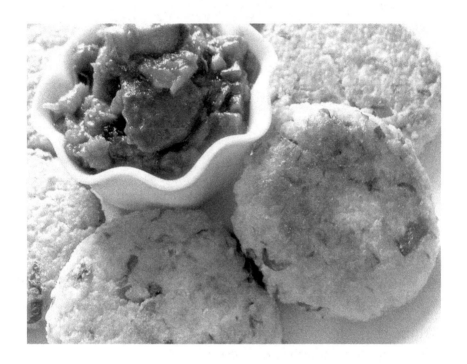

Tiempo de preparación: 30 minutos

Tiempo de cocción: 1 hora

Porciones: 4

Ingredientes:

Pimienta

Una cucharada de chile en polvo

½ aguacate

¼ de taza de queso fresco ligero

Un tomate

¼ de taza de queso cheddar rallado

Un pepino

Dos cucharadas de cebolla verde picada

Una cucharada de orégano

Una libra de pavo molido

Sal

Direcciones:

Poner en un bol el orégano, la pimienta, la sal y el pavo.

Mezclar todo con las manos. Formar cuatro hamburguesas.

Añada pellets de madera a su ahumador y siga el procedimiento de puesta en marcha de su cocina. Precaliente su ahumador, con la tapa cerrada, hasta que llegue a 380.

Ahumar las hamburguesas en la parrilla. Cada lado debe tomar aproximadamente cinco minutos.

Mientras se cocinan las hamburguesas, mezcle el queso cheddar, el queso crema, el chile en polvo, la cebolla verde y la sal.

Abre el pan de pita y extiende la mezcla en el interior del pan.

Coloca una hamburguesa de pavo dentro junto con rodajas de pepino, tomate y aguacate.

La nutrición:

Calorías: 217

Carbohidratos: 0g

Proteínas: 25,3g

Grasa: 12,16g

Pechugas de pollo a la barbacoa

Tiempo de preparación: 20 minutos

Tiempo de cocción: 30 minutos

Porciones: 4

Ingredientes:

Dos cucharadas de salsa Worcestershire

½ taza de salsa barbacoa picante

Una taza de salsa barbacoa

Dos dientes de ajo picado

¼ c. de aceite de oliva

4 pechugas de pollo

Direcciones:

Poner las pechugas de pollo en un recipiente hondo.

En otro bol, ponga la salsa Worcestershire, las salsas de barbacoa, el ajo y el aceite de oliva. Revuelva bien para combinar.

Utilizar la mitad para marinar el pollo y reservar el resto para untarlo.

Añada pellets de madera a su ahumador y siga el procedimiento de puesta en marcha de su cocina. Precaliente su ahumador, con la tapa cerrada, hasta que llegue a 350.

Saque las pechugas de pollo de la salsa. En la parrilla, colóquelas antes de ahumarlas durante aproximadamente 20 minutos.

Unos diez minutos antes de que el pollo esté terminado, úntelo con la salsa barbacoa reservada.

La nutrición:

Calorías: 220

Proteínas: 27g

Carbohidratos: 19g

Grasa: 3,3g

Pollo al Cilantro-Lima

Tiempo de preparación: 50 minutos

Tiempo de cocción: 5 horas

Porciones: 4

Ingredientes:

Pimienta

Sal

4 dientes de ajo picado

½ taza de zumo de lima

Una c. de miel

Dos cucharadas de aceite de oliva

½ taza de cilantro picado

4 pechugas de pollo

Direcciones:

Poner las pechugas de pollo en una bolsa grande con cierre.

En otro bol, ponga la pimienta, la sal, el aceite de oliva, el ajo, la miel, el zumo de lima y el cilantro. Revuelva bien para combinar.

Utilice la mitad como adobo y reserve el resto para más tarde.

Poner en la nevera durante cuatro o cinco horas.

Añada pellets de madera a su ahumador y siga el procedimiento de puesta en marcha de su cocina. Precaliente su ahumador, con la tapa cerrada, hasta que llegue a 350.

Saque las pechugas de pollo de la bolsa. Sécalas con papel de cocina. Deje que se ahumen en la parrilla durante unos quince minutos

Bañar con la marinada reservada.

La nutrición:

Calorías: 62.5

Proteínas: 8,2g

Carbohidratos: 3g

Grasa: 2g

Pollo a la miel con limón

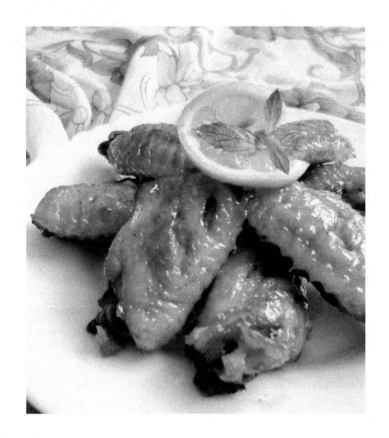

Tiempo de preparación: 30 minutos

Tiempo de cocción: 30 minutos

Porciones: 4

Ingredientes:

Pimienta

Sal

Romero picado

Un diente de ajo machacado

Una T. de miel

Zumo de un limón

½ taza de caldo de pollo

3 cucharadas de mantequilla

4 pechugas de pollo

Direcciones:

Poner una sartén al fuego y derretir la mantequilla. Coloca las pechugas de pollo en la mantequilla caliente y dóralas por cada lado hasta que adquieran un buen color.

Sacar de la sartén y dejar reposar diez minutos.

En un bol pequeño, ponga la pimienta, la sal, el romero, el ajo, la miel, el zumo de limón y el caldo. Remover bien para combinar.

Frote cada pechuga con la mezcla de miel y limón.

Añada pellets de madera a su ahumador y siga el procedimiento de puesta en marcha de su cocina. Precaliente su ahumador, con la tapa cerrada, hasta que llegue a 350.

Poner las pechugas de pollo en la parrilla precalentada y asarlas durante 20 minutos.

La nutrición:

Calorías: 265,1

Proteínas: 31,1g

Carbohidratos: 25,3g

Grasa: 7g

Pollo mediterráneo

Tiempo de preparación: 30 minutos

Tiempo de cocción: 3 horas

Porciones: 6

Ingredientes:

Rodajas de limón para decorar

Sal

Pimienta

Una cucharada de romero picado

3 dientes de ajo picado

Ralladura de un limón

Una cucharada de orégano

Cebolla picada pequeña

½ c. de vino blanco

¼ c. de aceite de oliva

4 pechugas de pollo

Direcciones:

Poner las pechugas de pollo en una bolsa grande con cierre.

En otro bol, ponga el aceite de oliva, el vino blanco, la ralladura de limón, la cebolla, el ajo, el orégano, el romero, la pimienta y la sal. Revuelva bien para combinar.

Rebozar el pollo en esta mezcla. Métalo en el frigorífico durante dos o tres horas.

Añada pellets de madera a su ahumador y siga el procedimiento de puesta en marcha de su cocina. Precaliente su ahumador, con la tapa cerrada, hasta que llegue a 350.

Las pechugas de pollo deben sacarse de la bolsa antes de secarlas con toallas de papel. Colóquelas en la parrilla y ahúmelas durante 15 minutos.

Déjelo durante 10 minutos antes de cortarlo. Adornar con rodajas de limón.

La nutrición:

Calorías: 330.6

Proteínas: 57,3g

Carbohidratos: 15,1g

Grasa: 3,6g

Alitas Teriyaki

Tiempo de preparación: 8 horas

Tiempo de cocción: 50 minutos

Porciones: 8

Ingredientes:

2 ½ libras de alas de pollo grandes

1 cucharada de semillas de sésamo tostadas

Para la marinada:

2 cebolletas, cortadas en rodajas

2 cucharadas de jengibre rallado

½ cucharadita de ajo picado

1/4 de taza de azúcar moreno

1/2 taza de salsa de soja

2 cucharadas de vinagre de vino de arroz

2 cucharaditas de aceite de sésamo

1/4 de taza de agua

Direcciones:

Prepare las alas de pollo y para ello, retire las puntas de las alas, corte cada ala de pollo por la articulación en tres trozos y colóquelas en una bolsa de plástico grande.

Prepara la salsa y para ello, coge una cacerola pequeña, ponla a fuego medio-alto, añade todos sus ingredientes en ella, remueve hasta que se mezclen, y llévala a ebullición.

A continuación, cambiar el fuego a nivel medio, cocer la salsa a fuego lento durante 10 minutos y enfriarla completamente.

Vierta la salsa sobre las alitas de pollo, cierre la bolsa, póngala boca abajo para cubrir las alitas de pollo con la salsa y déjala marinar durante un mínimo de 8 horas en la nevera.

Cuando esté listo para cocinar, encienda la parrilla Traeger, llene la tolva de la parrilla con pellets de madera con sabor a arce, encienda la parrilla utilizando el panel de control, seleccione "humo" en el dial de temperatura, o ajuste la temperatura a 350 grados F y déjela precalentar durante un mínimo de 15 minutos.

Mientras tanto,

Cuando la parrilla se haya precalentado, abra la tapa, coloque las alas de pollo en la rejilla, cierre la parrilla y ahúme durante 50 minutos hasta que estén crujientes y la carne ya no esté rosada, dándoles la vuelta a mitad de camino.

Cuando esté hecho, pasar las alas de pollo a un plato, espolvorear con semillas de sésamo y servir.

La nutrición:

Calorías: 150 Cal

Grasa: 7,5 g

Carbohidratos: 6 g

Proteínas: 12 g

Fibra: 1 g

Platos de cerdo

Salchichas ahumadas

Tiempo de preparación: 10 minutos

Tiempo de cocción: 1 hora y 30 minutos- 2 horas

Porciones: 10

Ingredientes:

4 latas de cerveza (12 onzas)

2 cebollas cortadas en aros

2 pimientos verdes, cortados en aros

2 cucharadas de mantequilla sin sal, más para los panecillos

2 cucharadas de copos de pimienta roja

10 salchichas, sin cocinar

10 rollos de hoagie, partidos

Mostaza, para servir

Direcciones:

En la estufa de su cocina, en una cacerola grande a fuego alto, ponga a hervir la cerveza, las cebollas, los pimientos, la mantequilla y las hojuelas de pimiento rojo.

Suministre su ahumador con pellets de madera Preferred y siga el procedimiento de puesta en marcha específico del fabricante. Precaliente a 225°F con la tapa cerrada.

Coloque un recipiente desechable en un lado de la parrilla y vierta en él la mezcla de cerveza calentada, creando una "tina de salchichas" (véase el consejo más abajo).

Coloque las salchichas en el otro lado de la parrilla, directamente sobre la rejilla, y cierre la tapa y ahúme durante 1 hora, dándole la vuelta 2 ó 3 veces.

Añada las salchichas a la sartén con las cebollas y los pimientos, cúbralas bien con papel de aluminio y siga ahumando con la tapa cerrada de 30 minutos a 1 hora, o hasta que un termómetro de carne insertado en las salchichas indique 160°F.

Unte con mantequilla los lados cortados de los panecillos y tueste el lado cortado hacia abajo en la parrilla.

Con una espumadera, retire las salchichas, las cebollas y los pimientos del líquido de cocción y deseche el líquido.

Sirve las salchichas en los panecillos tostados, cubiertas con las cebollas y los pimientos y la mostaza (ketchup opcional).

La nutrición:

Calorías: 337 kCal

Asado de cerdo en el campo

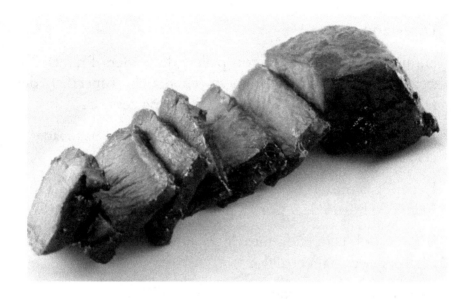

Tiempo de preparación: 20 minutos

Tiempo de cocción: 3 horas

Porciones: 8

Ingredientes:

1 tarro (28 onzas) o 2 latas (14,5 onzas) de chucrut

3 manzanas Granny Smith, sin corazón y picadas

¾ de taza de azúcar moreno ligero envasado

3 cucharadas de condimento griego

2 cucharaditas de hojas de albahaca seca

Aceite de oliva virgen extra, para frotar

1 asado de lomo de cerdo (de 2 a 2½ libras)

Direcciones:

Suministre su ahumador con pellets de madera Preferred y siga el procedimiento de puesta en marcha específico del fabricante. Precaliente a 250°F con la tapa cerrada.

En un bol grande, mezcle el chucrut, las manzanas picadas y el azúcar moreno.

Extiende la mezcla de chucrut y manzana en el fondo de una fuente de horno de 9 por 13 pulgadas.

En un bol pequeño, mezcle el condimento griego y la albahaca seca para el aliño.

Unte el asado de cerdo con aceite y aplique el aliño, luego colóquelo con el lado gordo hacia arriba en la fuente de horno, sobre el chucrut.

Transfiera la fuente de horno a la parrilla, cierre la tapa y ase el cerdo durante 3 horas, o hasta que un termómetro de carne insertado en la parte más gruesa de la carne indique 160°F.

Saque el asado de cerdo de la fuente de horno y déjelo reposar durante 5 minutos antes de cortarlo.

Para servir, repartir la mezcla de chucrut y manzana en los platos y poner encima las lonchas de cerdo.

La nutrición:

Calorías: 459 calorías459kca

Chuletas de cerdo en escabeche

Tiempo de preparación: 15 minutos

Tiempo de cocción: 45-50 minutos

Porciones: 4

Ingredientes:

4 chuletas de cerdo (de 1 pulgada de grosor)

½ taza de jugo de jalapeño encurtido o de pepinillos

¼ de taza de rodajas de chile jalapeño picado (en frasco)

¼ de taza de pimientos rojos asados picados

¼ de taza de tomates enlatados en dados, bien escurridos

¼ de taza de cebollas picadas

2 cucharaditas de condimento para aves

2 cucharaditas de sal

2 cucharaditas de pimienta negra recién molida

Direcciones:

Vierta el jugo de jalapeño en un recipiente grande con tapa. Añada las chuletas de cerdo, tápelas y déjelas marinar en el frigorífico durante al menos 4 horas o toda la noche, completando o sustituyendo el zumo de pepinillos según desee.

En un tazón pequeño, combine los jalapeños encurtidos picados, los pimientos rojos asados, los tomates, las cebolletas y el condimento para aves de corral para hacer un condimento. Ponga a un lado.

Saque las chuletas de cerdo de la marinada y sacuda el exceso. Deseche la marinada. Sazone ambos lados de las chuletas con sal y pimienta.

Suministre su ahumador con pellets de madera Preferred y siga el procedimiento de puesta en marcha específico del fabricante. Precaliente a 325°F con la tapa cerrada.

Coloque las chuletas de cerdo directamente en la parrilla, cierre la tapa y ahúme durante 45 a 50 minutos, sin darles la vuelta, hasta que un termómetro de carne insertado en la carne indique 160°F.

Para servir, repartir las chuletas en los platos y cubrirlas con el condimento de pimientos encurtidos.

La nutrición:

Calorías: 663 kCal

Jamón glaseado con azúcar del sur

Tiempo de preparación: 30 minutos

Tiempo de cocción: 5 horas

Raciones: 12 a 15

Ingredientes:

1 (12 a 15 libras) de jamón entero con hueso, completamente cocido

¼ de taza de mostaza amarilla

1 taza de zumo de piña

½ taza de azúcar moreno ligero envasado

1 cucharadita de canela molida

½ cucharadita de clavo de olor molido

Direcciones:

Suministre su ahumador con pellets de madera Preferred y siga el procedimiento de puesta en marcha específico del fabricante. Precaliente a 275°F con la tapa cerrada.

Recorte el exceso de grasa y piel del jamón, dejando una capa de grasa de ¼ de pulgada. Poner el jamón en una bandeja de asar forrada con papel de aluminio.

En el fogón de su cocina, en una cacerola mediana a fuego lento, combine la mostaza, el zumo de piña, el azúcar moreno, la canela y los clavos y cocine a fuego lento durante 15 minutos, o hasta que espese y se reduzca a la mitad aproximadamente.

Unte el jamón con la mitad del jarabe de piña y azúcar moreno, reservando el resto para hilvanar más adelante.

Coloque la asadera en la parrilla, cierre la tapa y ahúme durante 4 horas.

Unte el jamón con el resto del jarabe de piña y azúcar moreno y continúe ahumando con la tapa cerrada durante otra hora, o hasta que un termómetro de carne insertado en la parte más gruesa del jamón indique 140°F.

Retire el jamón de la parrilla, cúbralo con papel de aluminio y déjelo reposar durante 20 minutos antes de cortarlo.

La nutrición:

Calorías: 83 kCal

Bocados de bacon y salchichas

Tiempo de preparación: 20 minutos

Tiempo de cocción: 45 minutos

Raciones: 2 por persona

Ingredientes:

Salchichas ahumadas - 1 paquete

Tocino de corte grueso - 1 lb.

Azúcar moreno - 2 tazas

Direcciones:

Corta ⅓ de las salchichas y envuélvelas en pequeños trozos de salchicha. Utiliza un palillo para asegurarlos.

Forrar una bandeja de horno con papel de hornear y colocar en ella los trocitos de salchicha envueltos.

Espolvorear azúcar moreno por encima.

Precalentar el pellet a 300 grados.

Mantener la bandeja de horno con las salchichas envueltas dentro durante 30 minutos.

Retirar y dejar que permanezca fuera durante 15 minutos.

Servir caliente con una salsa de su elección.

La nutrición:

Carbohidratos: 61 g

Proteínas: 27 g

Grasa: 30 g

Sodio: 1384 mg

Colesterol: 82 mg

Chuletas de cerdo asadas al horno

Tiempo de preparación: 5 minutos

Tiempo de cocción: 20 minutos

Porciones: 1

Ingredientes:

Chuletas de cerdo - 6, cortadas gruesas

Mezcla para barbacoa

Direcciones:

Precaliente el horno a 450 grados.

Coloque las chuletas sazonadas en el horno. Cierre la tapa.

Cocine durante 6 minutos. La temperatura del cerdo debe ser de unos 145 grados cuando lo saque del horno.

Déjelo reposar en un lugar abierto durante 5-10 minutos.

Sírvelo con la guarnición que prefieras.

La nutrición:

Carbohidratos: 0 g

Proteínas: 23 g

Grasa: 7,8 g

Cerdos en una manta

Tiempo de preparación: 10 minutos

Tiempo de cocción: 30 minutos

Porciones: 1

Ingredientes:

Salchichas de cerdo - 1 paquete

Masa de galletas - 1 paquete

Direcciones:

Precaliente su parrilla de pellets a 350 grados.

Cortar las salchichas y la masa en tercios.

Envolver las salchichas con la masa. Colócalas en una bandeja para hornear.

Asar con la tapa cerrada durante 20-25 minutos o hasta que parezcan cocidos.

Sácalos cuando estén dorados.

Servir con una salsa de su elección.

La nutrición:

Proteínas: 9 g

Grasa: 22 g

Sodio: 732 mg

Colesterol: 44 mg

Tocino ahumado

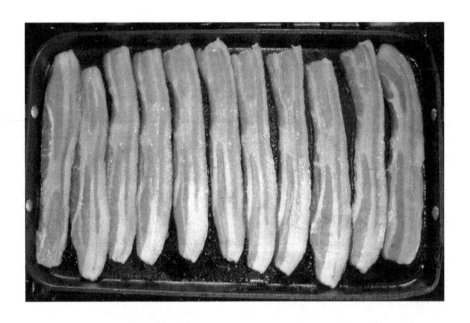

Tiempo de preparación: 30 minutos

Tiempo de cocción: 30 minutos

Raciones: 1 o 2 por persona

Ingredientes:

Tocino cortado grueso - 1 lb.

Direcciones:

Precaliente su parrilla de pellets a 375 grados.

Forrar una bandeja de horno grande. Coloque una sola capa de tocino cortado grueso en ella.

Hornea durante 20 minutos y luego dale la vuelta al otro lado.

Cocine durante otros 10 minutos o hasta que el tocino esté crujiente.

Sácalo y disfruta de tu sabroso tocino a la parrilla.

La nutrición:

Proteínas: 9 g

Grasa: 10 g

Sodio: 500 mg

Colesterol: 49 mg

Platos de carne de vacuno

Bistec a la parrilla con mantequilla de

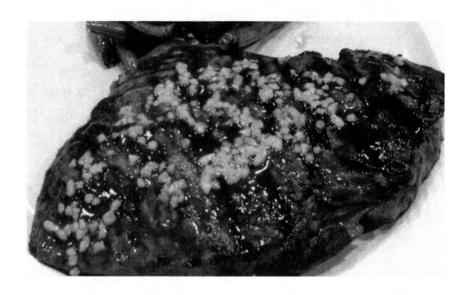

ajo

Tiempo de preparación: 15 minutos

Tiempo de cocción: 25 minutos

Porciones: 4

Ingredientes:

3 cucharadas de mantequilla sin sal

4 dientes de ajo

1 cucharada de perejil picado

1 cucharada de aceite de oliva

4 filetes de tira

Sal y pimienta al gusto

Direcciones:

En un recipiente grande, añada la mantequilla, el ajo y el perejil y mézclelos bien para combinarlos.

Precaliente el ahumador de pellets de madera y la parrilla a 400 grados F, use toallas de papel para secar el bistec, frote con aceite todos los lados y luego sazone con algunas pizcas de sal y pimienta al gusto.

Coloque el filete sazonado en la parrilla precalentada y ase durante unos cuatro o cinco minutos.

Déle la vuelta al filete y ase durante cuatro o cinco minutos más hasta que se dore y se cocine como desee.

Frote el filete con la mezcla de mantequilla, caliéntelo en la parrilla durante unos minutos, córtelo en rodajas y sírvalo.

La nutrición:

Calorías: 543

Grasa: 25g

Carbohidratos: 1g

Proteínas: 64g

Pecho a la parrilla con café

Tiempo de preparación: 30 minutos

Tiempo de cocción: 15 horas

Porciones: 4

Ingredientes:

1 (14 libras) pecho entero

Café Rub

2 cucharadas de sal gruesa al gusto

2 cucharadas de café instantáneo

2 cucharadas de ajo en polvo

2 cucharadas de pimentón ahumado

1 cucharada de pimienta al gusto

1 cucharada de cilantro machacado

1 cucharada de cebolla en polvo

1 cucharadita de chile en polvo

1/2 cucharadita de cayena

Direcciones:

En un bol grande, añada el café instantáneo, el ajo en polvo, el pimentón, el cilantro, la cebolla en polvo, el chile en polvo, la cayena, la sal y la pimienta al gusto, y mézclelo todo bien.

Frote la pechuga con el aliño preparado, cubriendo todos los lados, y déjela a un lado.

Precaliente un ahumador de pellets de madera y una parrilla a 225 grados F, añada la falda sazonada, cubra el ahumador y ahúme durante unas ocho horas hasta que un termómetro marque 165 grados para las faldas.

Coloque la falda en un papel de aluminio y luego envuélvala. Coloque la falda envuelta en papel de aluminio en el ahumador de pellets de madera y cocine durante otras cinco a ocho horas hasta que la carne alcance una temperatura interna de 225 grados F.

Una vez cocida, deje reposar la falda en la tabla de cortar durante aproximadamente una hora, córtela a contrapelo y sírvala.

La nutrición:

Calorías: 420

Grasa: 11g

Colesterol: 100mg

Carbohidratos: 15g

Bistec a las hierbas a la parrilla

Tiempo de preparación: 15 minutos

Tiempo de cocción: 20 minutos

Porciones: 4

Ingredientes:

1,1 cucharada de granos de pimienta

2,1 cucharadita de semillas de hinojo

3,3 dientes de ajo grandes y picados

4,2 cucharaditas de sal kosher al gusto

5.1 cucharada de romero picado

6.1 cucharada de tomillo picado

7,2 cucharaditas de pimienta negra al gusto

8,2 cucharaditas de aceite de oliva

9,1 libras de bistec de falda

Direcciones:

Con un molinillo o un robot de cocina, añada los granos de pimienta y las semillas de hinojo y mézclelos hasta que estén completamente triturados y añádalos a un bol.

Añada el ajo, el romero, el tomillo, la sal y la pimienta al gusto y mézclelos bien para combinarlos, déjelos aparte.

Frote el filete con aceite, cubriendo todos los lados y luego cubra con la mitad de la mezcla de pimienta. Asegúrese de que el filete está cubierto por todas partes.

Coloque el filete en una bolsa de plástico Ziploc y déjelo marinar en la nevera de 2 a 8 minutos.

Precaliente un ahumador de pellets de madera y una parrilla a 450 grados F, coloque el filete recubierto en la parrilla y cocínelo durante unos cinco o seis minutos.

Déle la vuelta al filete y cocínelo durante otros cinco o seis minutos hasta que esté bien cocido.

Una vez cocido, deje que el filete se enfríe durante unos minutos, córtelo en rodajas y sírvalo.

La nutrición:

Calorías: 440

Grasa: 25g

Colesterol: 90mg

Carbohidratos: 20g

Proteínas: 35g

Pastel de carne a la barbacoa

Tiempo de preparación: 25 minutos

Tiempo de cocción: 1 hora y 30 minutos

Porciones: 4

Ingredientes:

1 1/2 libras de carne molida

1/3 de taza de ketchup

2 cucharaditas de salsa Worcestershire

1 huevo grande

1 taza de pan rallado suave

1 taza de cebollas picadas

1/2 cucharadita de sal al gusto

1/4 de cucharadita de pimienta negra molida al gusto

Salsa barbacoa para el glaseado

Direcciones:

Precaliente un ahumador de pellets de madera y una parrilla a 350 grados F, utilizando un tazón grande para mezclar, agregue la carne junto con el resto de los ingredientes de la lista (aparte de la salsa de barbacoa) y luego mezcle bien para combinar.

Coloca la mezcla de carne en un papel de aluminio y luego dale la forma de pan que desees.

Despliegue el papel de aluminio, unte el pastel de carne con la salsa barbacoa y luego cúbralo.

Coloque el pastel de carne en la parrilla y cocínelo entre 1 hora y 1 hora y 30 minutos hasta que alcance una temperatura de 160 grados F.

Cortar y servir.

La nutrición:

Calorías: 370

Grasa: 15g

Carbohidratos: 20g

Proteínas: 35g

Filete de pellets de madera con cacao

Tiempo de preparación: 20 minutos

Tiempo de cocción: 40 minutos

Porciones: 4

Ingredientes:

4 bistecs de costilla

2 cucharadas de cacao en polvo sin azúcar

1 cucharada de azúcar moreno

1 cucharada de pimentón ahumado

1 cucharadita de sal marina al gusto

1 cucharadita de pimienta negra

1/2 cucharadita de ajo en polvo

1/2 cucharadita de cebolla en polvo

Direcciones:

En un cuenco grande, añada el cacao en polvo, el azúcar moreno, el pimentón, el ajo en polvo, la cebolla en polvo y la sal al gusto, y mézclelo todo bien.

Frote el bistec con unas dos cucharadas de la mezcla de especias, cubriendo todos los lados, y déjelo reposar durante unos minutos.

Precaliente el ahumador de pellets de madera y la parrilla a 450 grados F, coloque el bistec en la parrilla y áselo durante unos minutos por ambos lados hasta que se cocine como desee.

Una vez cocido, cubra el filete en un papel de aluminio y deje reposar durante unos minutos y luego sirva y disfrute.

La nutrición:

Calorías: 480

Grasa: 30g

Carbohidratos: 4g

Proteínas: 40g

Bistec a la parrilla con salsa de crema de champiñones

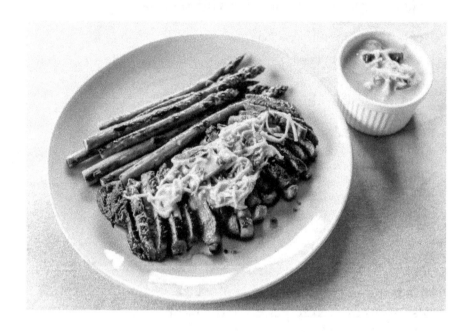

Tiempo de preparación: 25 minutos

Tiempo de cocción: 1 hora y 30 minutos

Porciones: 6

Ingredientes:

1/2 taza de mostaza de Dijon

2 dientes de ajo picados

2 cucharadas de bourbon

1 cucharada de salsa Worcestershire

4 lomos de buey

1 cucharada de granos de pimienta

Otros

1 cucharada de aceite de oliva virgen extra

1 cebolla pequeña y picada

1 diente de ajo picado

1/2 taza de vino blanco

1/2 taza de caldo de pollo

16 onzas de champiñones cortados en rodajas

1/2 taza de crema de leche

Sal y pimienta al gusto

Direcciones:

En un bol pequeño, añada la mostaza, el ajo, el bourbon y la salsa Worcestershire y mézclelo todo bien.

Coloque el filete en una bolsa Ziploc, vierta la mezcla de mostaza y agite bien para cubrirlo. Deje reposar el filete durante unos sesenta minutos.

En un tazón pequeño, agregue los granos de pimienta, la sal y la pimienta al gusto y mezcle para combinar.

Saque el filete de la bolsa Ziploc, sazone el filete con la mezcla de granos de pimienta y luego use las manos limpias para distribuir uniformemente el condimento.

Precaliente el ahumador de pellets de madera y la parrilla a 180 grados F y luego cierre la tapa durante quince minutos.

Añada el filete sazonado a la parrilla y ahúmelo durante unos sesenta minutos. Saque el bistec de la parrilla, aumente la temperatura de la parrilla a 350 grados, y ase durante 20 a 30 minutos hasta que alcance una temperatura interna de 130 grados F.

Para hacer la salsa, ponga una sartén en la plancha, añada el aceite y las cebollas y cocínelas durante unos minutos.

Cocinar el ajo durante un minuto. Añade los champiñones y cocina unos minutos más.

Añadir el caldo, el vino, la sal y la pimienta al gusto, remover para combinar y llevar a fuego lento. Cocine a fuego lento la salsa de 5 a 7 minutos y luego agregue la crema de leche.

Revuelva para combinar y luego sirva el bistec con la salsa, disfrute.

La nutrición:

Calorías: 470

Grasa: 25g

Carbohidratos: 10g

Proteínas: 50g

Solomillo de ternera

Tiempo de preparación: 10 minutos

Tiempo de cocción: 1 hora y 20 minutos

Porciones: 12

Ingredientes:

1 lomo de ternera (5 libras), recortado

Sal Kosher, según sea necesario

¼ de taza de aceite de oliva

Pimienta negra recién molida, según sea necesario

Direcciones:

Con hilos de cocina, atar el lomo en 7-8 lugares.

Sazone el lomo con sal kosher generosamente.

Cubrir el solomillo con papel film y dejarlo a temperatura ambiente durante 1 hora aproximadamente.

Precaliente la Z Grills Wood Pellet Grill & Smoker en la posición de ahumado a 225-250 grados F.

Cubrir el lomo con aceite de manera uniforme y sazonar con pimienta negra.

Coloque el lomo en la parrilla y cocine durante unos 55 a 65 minutos.

Coloque la rejilla de cocción directamente sobre las brasas y dore el lomo durante unos 2 minutos por cada lado.

Retire el lomo de la parrilla y colóquelo en una tabla de cortar durante unos 10-15 minutos antes de servirlo.

Con un cuchillo afilado, cortar el lomo en rodajas del tamaño deseado y servir.

La nutrición:

Calorías: 425

Grasa: 21g

Colesterol: 170mg

Proteínas: 55g

Albóndigas mediterráneas

Tiempo de preparación: 15 minutos

Tiempo de cocción: 35 minutos

Porciones: 8

Ingredientes:

Pimienta

Sal

Una t. de vinagre

Dos cucharadas de aceite de oliva

Dos huevos

Una cebolla picada

Una rebanada de pan empapada

½ cucharada de comino

Una cucharada de albahaca picada

1 ½ cucharadas de perejil picado

2 ½ libras de carne molida

Direcciones:

Usar las manos para combinar todo hasta que esté bien combinado. Si es necesario, al formar las albóndigas, sumerja las manos en un poco de agua. Forme 12 albóndigas.

Añada pellets de madera a su ahumador y siga el procedimiento de puesta en marcha de su cocina. Precaliente su ahumador, con la tapa cerrada, hasta que llegue a 380.

Coloque las albóndigas en la parrilla y cocínelas por todos los lados durante ocho minutos. Retirar de la parrilla y dejar reposar cinco minutos.

Servir con los condimentos favoritos o con una ensalada.

La nutrición:

Calorías: 33

Carbohidratos: 6g

Grasa: 0g

Proteínas: 1g

Salsas y aliños

Salsa Chimichurri

Tiempo de preparación: 5 minutos

Tiempo de cocción: 0 minutos

Raciones: 2

Ingredientes:

½ taza de aceite de oliva virgen extra

1 manojo de perejil fresco, sin tallos

1 manojo de cilantro fresco, sin tallos

1 cebolla roja pequeña, picada

3 cucharadas de orégano seco

1 cucharada de ajo picado

Zumo de 1 limón

2 cucharadas de vinagre de vino tinto

1 cucharadita de sal

1 cucharadita de pimienta negra recién molida

1 cucharadita de pimienta de cayena

Direcciones:

Con una batidora o procesador, combinar todos los ingredientes y pulsar varias veces hasta que estén bien picados.

La salsa chimichurri se conserva en un recipiente hermético en la nevera hasta 5 días.

La nutrición:

Calorías: 51

Carbohidratos: 1g

Grasa: 5g

Proteínas: 1g

Mantequilla de Chipotle

Tiempo de preparación: 10 minutos

Tiempo de cocción: 5 minutos

Porciones: 1

Ingredientes:

1 taza (2 barritas) de mantequilla salada

2 chiles chipotles en salsa de adobo, finamente picados

2 cucharaditas de salsa de adobo

2 cucharaditas de sal

Zumo de 1 lima

Direcciones:

En la estufa, en una cacerola pequeña a fuego medio, derrita la mantequilla. Añade los chiles picados, la salsa de adobo, la sal y el zumo de lima, sin dejar de remover hasta que la sal se disuelva, unos 5 minutos. Retirar del fuego.

Sirva la mantequilla de chipotle caliente o fría. Se conservará en un recipiente hermético en la nevera hasta 2 semanas.

La nutrición:

Calorías: 60

Carbohidratos: 1g

Grasa: 6g

Proteínas: 0g

Mantequilla de manzana y salsa barbacoa Fireball

Tiempo de preparación: 10 minutos

Tiempo de cocción: 60 minutos

Porciones: 3

Ingredientes:

1 cucharada de aceite de oliva

½ cebolla amarilla picada

3 dientes de ajo picados

1 ½ tazas de mantequilla de manzana

½ taza de whisky de canela, como Fireball

½ taza de ketchup

1/3 de taza de vinagre de sidra de manzana

½ taza de azúcar moreno, envasado

2 cucharadas de salsa Worcestershire

1 cucharadita de copos de pimienta de cayena

1 cucharadita de mostaza molida

1 cucharadita de pimienta negra molida

1 cucharadita de sal

Direcciones:

Cubrir el fondo de una cacerola con el aceite.

Añada el ajo y la cebolla y póngalos a fuego medio, salteando las cebollas hasta que se vuelvan translúcidas.

Vierta el whisky de canela en la cacerola con las verduras tiernas y revuelva hasta que se combinen bien.

Llevar la mezcla a ebullición antes de reducir el fuego y cocer a fuego lento durante 10 minutos, removiendo con frecuencia.

Mientras la mezcla hierve a fuego lento, combine el ketchup, la mantequilla de manzana, la salsa Worcestershire, el vinagre, la mostaza, el azúcar moreno, la sal, la pimienta negra y la pimienta de cayena en un bol.

Combinar la mezcla del paso 3 con la del paso 2.

Subir el fuego y llevar la mezcla a ebullición, removiendo regularmente. Una vez que haya hervido, reduzca el fuego de nuevo y déjelo cocer a fuego lento durante 25 o 30 minutos.

Retira el cazo del fuego y deja que se enfríe. Utilízalo inmediatamente o viértelo en tarros de cristal y guárdalo en la nevera hasta que lo vayas a utilizar.

La nutrición:

Calorías: 50

Proteínas: 26g

Carbohidratos: 8g

Salsa barbacoa de jalapeños picante y dulce

Tiempo de preparación: 10 minutos

Tiempo de cocción: 30 minutos

Porciones: 2

Ingredientes:

½ taza de mantequilla sin sal

½ taza de azúcar moreno, envasado

1 jalapeño entero, asado durante unos 2 minutos

15 onzas de salsa de tomate en lata

½ taza de vinagre de sidra de manzana

1 cucharada de salsa Worcestershire

1 cucharada de cebolla en polvo

1 cucharada de ajo en polvo

1 cucharadita de sal

1 cucharadita de mostaza molida

1 cucharadita de comino

½ cucharadita de pimienta de cayena molida

Direcciones:

Poner la mantequilla en una cacerola. Poner la cacerola en la estufa a fuego medio y derretir la mantequilla.

Incorporar el azúcar moreno, llevar a ebullición y hervir durante unos 5 minutos.

Coloque el chile jalapeño asado en una licuadora. Añade la salsa de tomate y bate hasta que no queden trozos.

Pasar la mezcla de tomate a la mezcla de mantequilla.

Añadir la salsa Worcestershire, la cebolla en polvo, el vinagre, la mostaza molida, la sal, la pimienta de cayena, el comino y el ajo en polvo. Remover hasta que se combinen bien.

Deje que la mezcla se cocine a fuego lento durante 30 minutos, asegurándose de remover la mezcla con frecuencia.

Retirar la salsa del fuego y dejar que se enfríe un poco.

Utiliza la salsa inmediatamente o pásala a un tarro de cristal. Guarde la salsa BBQ que no haya utilizado en el frigorífico durante un máximo de 7 a 10 días.

La nutrición:

Calorías: 55

Proteínas: 20g

Carbohidratos: 6g

Platos de marisco

Salmón en plancha de cedro

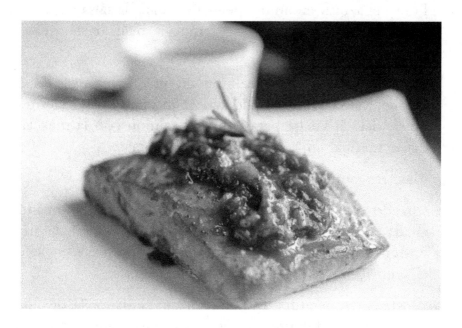

Tiempo de preparación: 2 horas y 10 minutos

Tiempo de cocción: 2 horas y 45 minutos

Porciones: 4

Ingredientes:

2 libras de filetes de salmón

¼ de taza de azúcar moreno

¼ de taza de salsa de soja

3 cucharadas de vinagre de sidra de manzana

¼ de taza de vino tinto

¼ de taza de salsa de chile dulce tailandesa

Tablón de cedro según sea necesario

Direcciones:

Ponga el azúcar en un bol pequeño, añada la salsa de soja, el vinagre y el vino tinto, y remueva bien hasta que se combinen.

Coloque los filetes de salmón en una bolsa de plástico grande, vierta la mezcla de azúcar moreno, luego cierre la bolsa, déle la vuelta para cubrir el salmón con la mezcla y déjelo marinar en la nevera durante 2 horas.

Mientras tanto, remoja la tabla de sidra en el agua.

Cuando esté listo para cocinar, abra la tolva del ahumador, añada las paletas secas, asegúrese de que el bote de cenizas esté en su sitio, luego abra la compuerta de cenizas, encienda el ahumador y cierre la compuerta de cenizas.

Ajuste la temperatura del ahumador a 20 grados F, deje que se precaliente durante 30 minutos o hasta que parpadee la luz verde en el dial que indica que el ahumador ha alcanzado la temperatura establecida.

Mientras tanto, secar la planta con palmaditas, colocar los filetes de salmón marinados sobre ella y ponerla en la parrilla del ahumador.

Cerrar el ahumador con la tapa, ahumar durante 1 hora, luego rociar los filetes de salmón con la mitad de la salsa de chile y seguir ahumando durante 1 hora.

Aumente la temperatura del ahumador a 350 grados F, unte los filetes con el resto de la salsa de chile, voltee los filetes y continúe ahumando los filetes hasta que la temperatura interna del salmón alcance los 130 grados F. Sirva enseguida.

La nutrición:

Calorías: 370   Proteínas: 38,3 g

Grasa: 13,1 g   Carbohidratos: 20,4 g

Salmón al ajo

Tiempo de preparación: 10 minutos

Tiempo de cocción: 55 minutos

Porciones: 4

Ingredientes:

3 libras de filetes de salmón, con piel

2 cucharadas de ajo picado

1/2 cucharada de perejil picado

4 cucharadas de condimento para mariscos

1/4 de taza de aceite de oliva

Direcciones:

Abra la tolva del ahumador, añada las paletas secas, asegúrese de que el cajón de la ceniza está en su sitio, luego abra la compuerta de la ceniza, encienda el ahumador y cierre la compuerta de la ceniza.

Ajuste la temperatura del ahumador a 450 grados F, cambie el ahumador al modo de cocción con llama abierta, presione el botón de llama abierta 3, retire las rejillas de la parrilla y el lote, reemplace el lote con el inserto de llama directa, luego vuelva a colocar las rejillas en la parrilla en la posición inferior y deje precalentar durante 30 minutos o hasta que la luz verde del dial parpadee para indicar que el ahumador ha alcanzado la temperatura establecida.

Mientras tanto, tome una bandeja para hornear, fórrela con una hoja de pergamino y coloque el salmón en ella, con la piel hacia abajo, y luego sazone el salmón con el condimento para mariscos en ambos lados.

Mezcle el ajo, el perejil y el aceite hasta que se combinen, y luego pinte esta mezcla en los filetes de salmón.

Coloque una bandeja de horno con los filetes de salmón en la parrilla del ahumador, ciérrela con una tapa y ahúme durante 25 minutos o hasta que la temperatura interna del salmón alcance los 140 grados F.

Cuando esté hecho, transfiera los filetes de salmón a un plato, úntelo con más mezcla de ajo y aceite y sírvalo con trozos de limón.

La nutrición:

Calorías: 130

Grasa: 6 g

Proteínas: 13 g

Carbohidratos: 6 g

Ostras simples a la parrilla

Tiempo de preparación: 10 minutos

Tiempo de cocción: 5 minutos

Porciones: 8

Ingredientes:

4 docenas de ostras, lavadas

Gajos de limón

1 C de mantequilla

1 cucharadita de sal sazonada

1 cucharadita de pimienta de limón

Direcciones:

Precaliente la parrilla de pellets a 350F.

Derretir la mantequilla con la sal sazonada y la pimienta de limón, mezclando bien. Cocer a fuego lento durante 10 minutos.

Coloque las ostras, sin pelar, en una parrilla de pellets.

Las ostras tienen un lado "taza" (como un cuenco) y un lado "tapa" (plano), el lado de la taza debe estar hacia abajo para no perder todos los deliciosos jugos.

Cuando las conchas se abran (3-5 minutos), utilice un cuchillo para ostras para separar la ostra de la concha superior y vuélvala a colocar en la taza con el licor de ostras caliente. Deseche la tapa.

Añade una cucharadita de mantequilla sazonada y sirve.

Las ostras que no se abren deben ser descartadas.

La nutrición:

Grasa total 26g

Grasas saturadas 8g

Colesterol 48mg

Proteína 3g

Carbohidratos 2g

Camarones ahumados

Tiempo de preparación: 4 horas y 15 minutos

Tiempo de cocción: 10 minutos

Porciones: 4

Ingredientes:

4 cucharadas de aceite de oliva

1 cucharada de condimento cajún

2 dientes de ajo picados

1 cucharada de zumo de limón

Sal al gusto

2 libras de camarones, pelados y desvenados

Direcciones:

Combine todos los ingredientes en una bolsa de plástico con cierre.

Mezclar para cubrir uniformemente.

Dejar marinar en la nevera durante 4 horas.

Ponga la parrilla de pellets de madera Traeger en posición alta.

Precaliéntelo durante 15 minutos con la tapa cerrada.

Ensartar las gambas en las brochetas.

Asar durante 4 minutos por cada lado.

Sugerencia de servicio: Adornar con trozos de limón.

Preparación / Consejos de cocina: Remoje primero las brochetas en agua si utiliza brochetas de madera.

La nutrición:

Calorías: 298

Proteínas: 42g

Carbohidratos: 10g

Grasa: 10g

Fibra 0g

Bacalao con mantequilla de limón y hierbas

Tiempo de preparación: 30 minutos

Tiempo de cocción: 15 minutos

Porciones: 4

Ingredientes:

4 cucharadas de mantequilla

1 diente de ajo picado

1 cucharada de estragón picado

1 cucharada de zumo de limón

1 cucharadita de ralladura de limón

Sal y pimienta al gusto

1 libra de filete de bacalao

Direcciones:

Precaliente la parrilla de pellets de madera Traeger a temperatura alta durante 15 minutos con la tapa cerrada.

En un bol, mezclar la mantequilla, el ajo, el estragón, el zumo y la ralladura de limón, la sal y la pimienta.

Colocar el pescado en una bandeja de horno.

Unte la mezcla de mantequilla por encima.

Hornear el pescado durante 15 minutos.

Sugerencia de servicio: Colocar la salsa sobre el pescado antes de servirlo.

Preparación / Consejos de cocina: Para esta receta también se pueden utilizar otros filetes de pescado blanco.

La nutrición:

Calorías: 218

Proteínas: 22g

Carbohidratos: 20g

Grasa: 12g

Fibra 0g

Salmón con salsa de aguacate

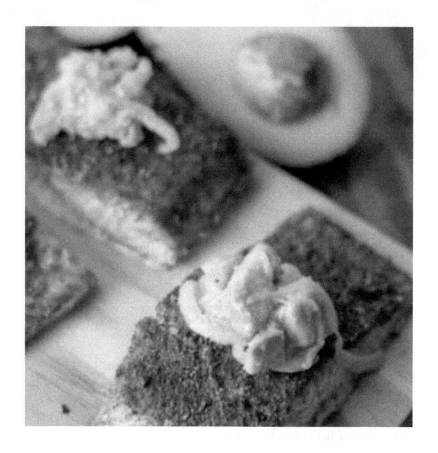

Tiempo de preparación: 30 minutos

Tiempo de cocción: 20 minutos

Porciones: 6

Ingredientes:

3 libras de filete de salmón

Sal de ajo y pimienta al gusto

4 tazas de aguacate, cortado en cubos

1 cebolla picada

1 chile jalapeño picado

1 cucharada de zumo de lima

1 cucharada de aceite de oliva

¼ de taza de cilantro picado

Sal al gusto

Direcciones:

Espolvorear ambos lados del salmón con sal de ajo y pimienta.

Ponga la parrilla de pellets de madera Traeger a ahumar.

Asar el salmón de 7 a 8 minutos por lado.

Mientras espera, prepare la salsa combinando el resto de los ingredientes en un bol.

Sirve el salmón con la salsa de aguacate.

Sugerencia de servicio: Adornar con trozos de limón.

Preparación / Consejos de cocina: También puedes utilizar salsa de tomate para esta receta si no tienes aguacates.

La nutrición:

Calorías: 278   Carbohidratos: 17g

Proteínas: 20g   Grasa: 11g

Fibra 0g

Patas de cangrejo con mantequilla

Tiempo de preparación: 30 minutos

Tiempo de cocción: 10 minutos

Porciones: 4

Ingredientes:

12 cucharadas de mantequilla

1 cucharada de perejil picado

1 cucharada de estragón picado

1 cucharada de cebollino picado

1 cucharada de zumo de limón

4 lb. de patas de cangrejo real, partidas en el centro

Direcciones:

Ponga la parrilla de pellets de madera Traeger a 375 grados F.

Precaliéntelo durante 15 minutos con la tapa cerrada.

En una sartén a fuego medio, cocine a fuego lento la mantequilla, las hierbas y el zumo de limón durante 2 minutos.

Coloque las patas de cangrejo en la parrilla.

Vierta la mitad de la salsa por encima.

Asar durante 10 minutos.

Servir con la salsa de mantequilla reservada.

Sugerencia de servicio: Adornar con trozos de limón.

Preparación / Consejos de cocina: Para esta receta también se pueden utilizar gambas.

La nutrición:

Calorías: 218

Proteínas: 28g

Carbohidratos: 18g

Grasa: 10g

Fibra 0g

Pargo asado

Tiempo de preparación: 30 minutos

Tiempo de cocción: 15 minutos

Porciones: 4

Ingredientes:

4 filetes de pargo

Sal y pimienta al gusto

2 cucharaditas de estragón seco

Aceite de oliva

2 limones, cortados en rodajas

Direcciones:

Ponga la parrilla de pellets de madera Traeger en posición alta.

Precaliéntelo durante 15 minutos con la tapa cerrada.

Colocar 1 filete de pescado sobre una lámina de papel de aluminio.

Espolvorear con sal, pimienta y estragón.

Rociar con aceite.

Colocar rodajas de limón encima.

Dobla y cierra los paquetes.

Ponga los paquetes de papel de aluminio en la parrilla.

Hornear durante 15 minutos.

Abrir con cuidado y servir.

Sugerencia para servir: Rociar con mantequilla derretida antes de servir.

Preparación / Consejos de cocina: También puede añadir espárragos o brócoli en el paquete para cocinar con el pescado.

La nutrición:

Calorías: 222

Proteínas: 18g

Carbohidratos: 12g

Grasa: 10g

Fibra 0g

Aperitivos y guarniciones

Puré de patatas con tomillo y romero

Tiempo **de**

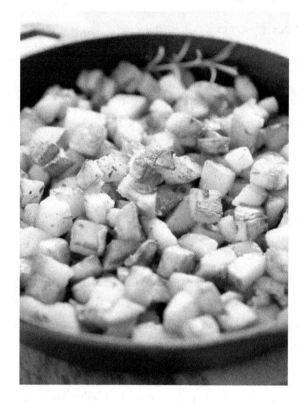

preparación: 20 minutos

Tiempo de cocción: 1 hora

Porciones: 6

Ingredientes:

4 ½ lbs. Patatas, russet

Sal

1 pinta de crema de leche

3 ramitas de tomillo + 2 cucharadas para decorar

2 ramitas de romero

6 - 7 hojas de salvia

6 - 7 granos de pimienta negra

Pimienta negra al gusto

2 barras de mantequilla ablandada

2 dientes de ajo picados

Direcciones:

Precaliente la parrilla a 350F con la tapa cerrada.

Pelar las patatas russet. Córtalas en trozos pequeños y colócalas en una fuente de horno. Llenarla con agua (1 ½ tazas). Colocarlas en la parrilla y cocinarlas con la tapa cerrada durante aproximadamente 1 hora.

Mientras tanto, en una cacerola combine el ajo, los granos de pimienta, las hierbas y la crema. Colóquelo en la rejilla y cocínelo tapado durante unos 15 minutos. Una vez hecho, colar para eliminar el ajo y las hierbas. Mantener caliente.

Sacar el agua de las patatas y ponerlas en una olla. Rebozarlas con un tenedor y verter 2/3 de la mezcla. Añade 1 barra de mantequilla ablandada y sal.

Servir enseguida.

La nutrición:

Calorías: 180   Proteínas: 4g

Carbohidratos: 28g   Grasa: 10g

Brócoli a la parrilla con limones

Tiempo de preparación: 15 minutos

Tiempo de cocción: 10 minutos

Raciones: 4 a 6

Ingredientes:

4 racimos de brócoli

4 cucharadas de aceite de oliva

Pimienta negra y sal al gusto

½ Limón, el zumo

½ limón cortado en gajos

Direcciones:

Precaliente el grill a temperatura alta con la tapa cerrada.

En un bol, añadir el brócoli y rociarlo con aceite. Cubrirlo bien. Sazone con sal.

Asar durante 5 minutos y dar la vuelta. Cocinar durante 3 minutos más.

Una vez hecho, páselo a un plato. Exprime limón por encima y sirve con trozos de limón. Que aproveche.

La nutrición:

Calorías: 35g   Carbohidratos: 5g

Proteínas: 2,5g   Grasa: 1g

Ensalada de col ahumada

Tiempo de preparación: 15 minutos

Tiempo de cocción: 25 minutos

Porciones: 8

Ingredientes:

1 col morada rallada

1 col verde rallada

2 cebollas, cortadas en rodajas

1 taza de zanahorias ralladas

Vestirse

1 cucharada de semillas de apio

1/8 de taza de vinagre blanco

1 ½ tazas de mayonesa

Pimienta negra y sal al gusto

Direcciones:

Precaliente la parrilla a 180F con la tapa cerrada.

En una bandeja se extienden las zanahorias y el repollo. Colocar la bandeja en la rejilla y ahumar durante unos 25 minutos.

Poner en la nevera para que se enfríe.

Mientras tanto, prepare el aderezo. En un recipiente combine los ingredientes. Mezclar bien.

Pasar las verduras a un bol. Rocíe con la salsa y mezcle.

Servir espolvoreado con cebolletas.

La nutrición:

Calorías: 35g

Proteínas: 1g

Carbohidratos: 5g

Grasa: 5g

Salsa de maíz

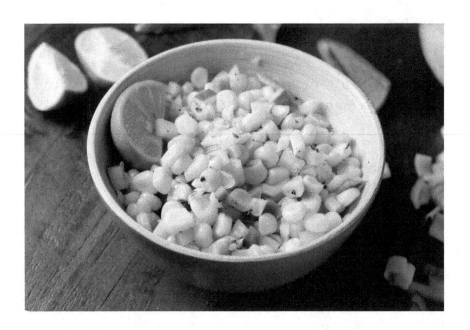

Tiempo de preparación: 10 minutos

Tiempo de cocción: 15 minutos

Porciones: 4

Ingredientes:

4 Mazorcas de maíz, grandes con cáscara

4 tomates (Roma) cortados en dados y sin semillas

1 cucharadita de cebolla en polvo

1 cucharadita de ajo en polvo

1 Cebolla, cortada en dados

½ taza de Cilantro picado

Pimienta negra y sal al gusto

1 lima, el zumo

1 jalapeño a la parrilla, cortado en dados

Direcciones:

Precaliente la parrilla a 450F.

Coloque las mazorcas de maíz en la rejilla y cocínelas hasta que estén carbonizadas. Retirar la cáscara. Cortar en granos.

Combine todos los ingredientes, más el maíz, y mezcle bien. Refrigere antes de servir.

La nutrición:

Calorías: 120

Proteínas: 2g

Carbohidratos: 4g

Grasa: 1g

Coles de Bruselas crujientes con tocino de arce

Tiempo de preparación: 15 minutos

Tiempo de cocción: 1 hora

Porciones: 6

Ingredientes:

1 libra de coles de Bruselas, recortadas y cortadas en cuartos

6 rebanadas de tocino de corte grueso

3 cucharadas de jarabe de arce

1 cucharadita de aceite de oliva

1/2 cucharadita de sal kosher

1/2 cucharadita de pimienta negra molida

Direcciones:

Precaliente la parrilla de pellets a 425°F.

Cortar el tocino en rebanadas de 1/2 pulgada de espesor.

Coloque las coles de Bruselas en una sola capa en la sartén de hierro fundido. Rocía con aceite de oliva y sirope de arce y remueve para cubrirlas. Espolvorea las lonchas de bacon por encima y sazona con sal kosher y pimienta negra.

Colocar la sartén en la parrilla de pellets y asar durante unos 40 a 45 minutos, o hasta que las coles de Bruselas estén caramelizadas y doradas.

Retira la sartén de la parrilla y deja que las coles de Bruselas se enfríen durante unos 5 a 10 minutos. Servir y disfrutar.

La nutrición:

Calorías: 175.3

Grasa: 12,1 g

Colesterol: 6,6 mg

Carbohidratos: 13.6 g

Fibra: 2,9 g

Azúcar: 7,6 g

Proteínas: 4,8 g

Mezcla de frutos secos a la parrilla

Tiempo de preparación: 10 minutos

Tiempo de cocción: 20 minutos

Porciones: 8

Ingredientes:

3 tazas de nueces mixtas, saladas

1 cucharadita de tomillo seco

1 ½ cucharada de azúcar moreno envasado

1 cucharada de aceite de oliva

¼ de cucharadita de mostaza en polvo

¼ de cucharadita de pimienta de cayena

Direcciones:

Precaliente la parrilla a 250F con la tapa cerrada.

En un recipiente se combinan los ingredientes y se colocan los frutos secos en una bandeja de horno forrada con papel pergamino. Coloque el intento en la parrilla. Cocine durante 20 minutos.

Servir y disfrutar.

La nutrición:

Calorías: 65   Proteínas: 23g

Carbohidratos: 4g   Grasa: 52g

Platos de verduras

Pinchos de tomate cherry a la parrilla

Tiempo de preparación: 10 minutos

Tiempo de cocción: 50 minutos

Porciones: 4

Ingredientes:

24 tomates cherry

1/4 de taza de aceite de oliva

3 cucharadas de vinagre balsámico

4 dientes de ajo picados

1 cucharada de tomillo fresco, finamente picado

1 cucharadita de sal kosher

1 cucharadita de pimienta negra molida

2 cucharadas de cebollino finamente picado

Direcciones:

Precaliente la parrilla de pellets a 425°F.

En un bol mediano, mezcle el aceite de oliva, el vinagre balsámico, el ajo y el tomillo. Añada los tomates y revuélvalos para cubrirlos.

Deje los tomates en la marinada a temperatura ambiente durante unos 30 minutos.

Saque los tomates de la marinada y ensarte 4 tomates por brocheta.

Sazone ambos lados de cada brocheta con sal kosher y pimienta molida.

Colocar en la parrilla y asar durante unos 3 minutos por cada lado, o hasta que cada lado esté ligeramente carbonizado.

Retirar de la parrilla y dejar reposar unos 5 minutos. Adornar con cebollino, servir y disfrutar.

La nutrición:

Calorías: 228

Grasa: 10 g

Colesterol: 70 mg

Carbohidratos: 7 g

Fibra: 2 g

Azúcar: 3 g

Proteínas: 27 g

Medley de verduras asadas

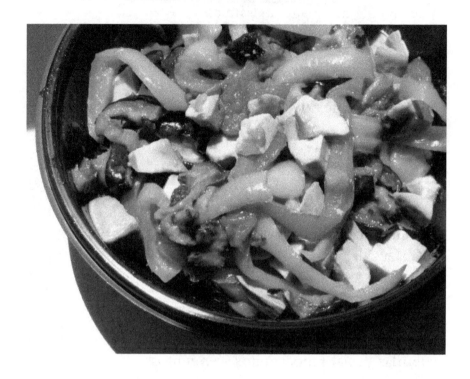

Tiempo de preparación: 20 minutos

Tiempo de cocción: 50 minutos

Raciones: 4 a 6

Ingredientes:

2 patatas medianas, cortadas en trozos de 1 pulgada

2 pimientos rojos, cortados en cubos de 1 pulgada

1 calabaza pequeña, pelada y cortada en cubos de 1 pulgada

1 cebolla roja, cortada en cubos de 1 pulgada

1 taza de brócoli, recortado

2 cucharadas de aceite de oliva

1 cucharada de vinagre balsámico

1 cucharada de romero fresco picado

1 cucharada de tomillo fresco picado

1 cucharadita de sal kosher

1 cucharadita de pimienta negra molida

Direcciones:

Precaliente la parrilla de pellets a 425°F.

En un tazón grande, combine las papas, los pimientos, la calabaza y la cebolla.

En un bol pequeño, bata el aceite de oliva, el vinagre balsámico, el romero, el tomillo, la sal y la pimienta.

Verter la marinada sobre las verduras y remover para cubrirlas. Dejar reposar unos 15 minutos.

Coloque las verduras marinadas en una cesta de la parrilla, y coloque una cesta de la parrilla en la rejilla. Cocine durante unos 30-40 minutos, removiendo de vez en cuando en la cesta de la parrilla.

Retira las verduras de la parrilla y pásalas a una fuente de servir. Deje que se enfríen durante 5 minutos, luego sirva y disfrute.

La nutrición:

Calorías: 158.6   Carbohidratos: 22 g

Grasa: 7,4 g   Fibra: 7,2 g

Colesterol: 0   Azúcar: 3,1 g

Proteínas: 5,2 g

Okra asada

Tiempo de preparación: 10 minutos

Tiempo de cocción: 30 minutos

Porciones: 4

Ingredientes:

1 libra de okra entera

2 cucharadas de aceite de oliva virgen extra

2 cucharaditas de sal sazonada

2 cucharaditas de pimienta negra recién molida

Direcciones:

Suministre su ahumador con pellets de madera y siga el procedimiento de puesta en marcha específico del fabricante. Precaliente a 400°F con la tapa cerrada. Alternativamente, precaliente su horno a 400°F.

Forrar un molde para hornear con borde poco profundo con papel de aluminio y cubrirlo con aceite en aerosol.

Colocar el quimbombó en la sartén en una sola capa. Rocíe con el aceite de oliva, dándole la vuelta para cubrirlo. Sazonar por todos los lados con sal y pimienta.

Coloque la bandeja en la rejilla, cierre la tapa y ahúme durante 30 minutos, o hasta que esté crujiente y ligeramente carbonizado. Alternativamente, asar en el horno durante 30 minutos.

Servir caliente.

Consejo para ahumar: Ya sea que haga esta okra en el horno o en su parrilla de pellets de madera, asegúrese de precalentar completamente el horno o la cámara de cocción para obtener los mejores resultados.

La nutrición:

Calorías: 150

Carbohidratos: 15 g

Proteínas: 79 g

Sodio: 45 mg

Colesterol: 49 mg

Patatas fritas de boniato

Tiempo de preparación: 10 minutos

Tiempo de cocción: de 12 a 15 minutos

Porciones: 4

Ingredientes:

2 batatas

1 litro de agua tibia

1 cucharada de maicena, más 2 cucharaditas

¼ de taza de aceite de oliva virgen extra

1 cucharada de sal

1 cucharada de azúcar moreno envasado

1 cucharadita de canela molida

1 cucharadita de pimienta negra recién molida

½ cucharadita de pimienta de cayena

Direcciones:

Con una mandolina, cortar los boniatos en rodajas finas.

Vierta el agua caliente en un bol grande y añada una cucharada de maicena y las rodajas de patata. Dejar en remojo de 15 a 20 minutos.

Suministre su ahumador con pellets de madera y siga el procedimiento de puesta en marcha específico del fabricante. Precaliente a 375°F con la tapa cerrada.

Escurra las rodajas de patata y colóquelas en una sola capa en una bandeja de pizza perforada o en una bandeja de horno forrada con papel de aluminio. Unte las rodajas de patata por ambos lados con aceite de oliva.

En un bol pequeño, bata la sal, el azúcar moreno, la canela, la pimienta negra, la pimienta de cayena y las 2 cucharaditas restantes de maicena. Espolvoree esta mezcla de condimentos por ambos lados de las patatas.

Coloque la sartén o la bandeja para hornear en la rejilla de la parrilla, cierre la tapa y ahúme durante 35 a 45 minutos, volteando después de 20 minutos hasta que las papas fritas se enrosquen y queden crujientes.

Guárdelo en un recipiente hermético.

Consejo sobre los ingredientes: Evite guardar sus batatas en el cajón de productos del refrigerador, ya que tiende a darles un centro duro y un sabor desagradable. ¿No tienes una bodega? Guárdelos en un lugar fresco y seco de su cocina.

La nutrición:

Calorías: 150

Carbohidratos: 15 g

Proteínas: 79 g

Sodio: 45 mg

Colesterol: 49 mg

Ensalada de brócoli y coliflor

Tiempo de preparación: 10 minutos

Tiempo de cocción: de 12 a 25 minutos

Porciones: 4

Ingredientes:

1½ tazas de mayonesa

½ taza de crema agria

¼ de taza de azúcar

1 manojo de brócoli, cortado en trozos pequeños

1 cabeza de coliflor, cortada en trozos pequeños

1 cebolla roja pequeña, picada

6 rebanadas de tocino, cocidas y desmenuzadas (el tocino precocido funciona bien)

1 taza de queso Cheddar rallado

Direcciones:

En un tazón pequeño, bata la mayonesa, la crema agria y el azúcar para hacer un aderezo.

En un tazón grande, combine el brócoli, la coliflor, la cebolla, el tocino y el queso Cheddar.

Vierta el aderezo sobre la mezcla de verduras y revuelva bien para cubrirla.

Servir la ensalada fría.

Consejo sobre los ingredientes: Me gusta utilizar tocino precocido para las recetas de barbacoa. En primer lugar, se ahorra mucho tiempo; en segundo lugar, asar el tocino es simplemente un dolor.

La nutrición:

Calorías: 150

Carbohidratos: 15 g

Proteínas: 79 g

Sodio: 45 mg

Colesterol: 49 mg

Postres

Tarta de moras

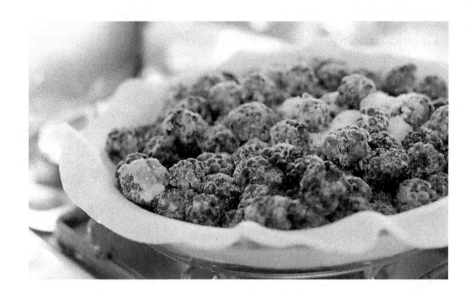

Tiempo de preparación: 10 minutos

Tiempo de cocción: 40 minutos

Porciones: 8

Ingredientes:

Mantequilla, para engrasar

½ taza de harina común

½ c. de leche

Dos pintas de moras

Dos tazas de azúcar, divididas

Una caja de masa para tartas refrigerada

Una barra de mantequilla derretida

Una barra de mantequilla

Helado de vainilla

Direcciones:

Añada pellets de madera a su ahumador y siga el procedimiento de puesta en marcha de su cocina. Precaliente su ahumador, con la tapa cerrada, hasta que llegue a 375.

Desenrolle la segunda masa de pastel y colóquela sobre la sartén.

Bajar la tapa y ahumar durante 15 a 20 minutos o hasta que esté dorado y burbujeante.

Servir la tarta caliente con un poco de helado de vainilla.

La nutrición:

Calorías: 100

Carbohidratos: 10g

Grasa: 0g

Proteínas: 15g

S'mores Dip

Tiempo de preparación: 0 minutos

Tiempo de cocción: 15 minutos

Raciones: 6-8

Ingredientes:

12 onzas de chips de chocolate semidulce

¼ c. de leche

Dos cucharadas de mantequilla salada derretida

16 onzas de malvaviscos

Cuñas de manzana

Galletas Graham

Direcciones:

Añada pellets de madera a su ahumador y siga el procedimiento de puesta en marcha de su cocina. Precaliente su ahumador, con la tapa cerrada, hasta que llegue a 450.

Ponga una sartén de hierro fundido en su parrilla y añada la leche y la mantequilla derretida. Remueva durante un minuto.

Tápelo y déjelo ahumar de cinco a siete minutos. Los malvaviscos deben estar ligeramente tostados.

Retira la sartén del fuego y sirve con trozos de manzana y galletas graham.

La nutrición:

Calorías: 90   Carbohidratos: 15g

Grasa: 3g   Proteínas: 1g

Galletas de chocolate con tocino

Tiempo de preparación: 10 minutos

Tiempo de cocción: 30 minutos

Raciones: 24

Ingredientes:

8 rebanadas de tocino cocido y desmenuzado

2 ½ t. de vinagre de sidra de manzana

Una t. de vainilla

Dos c. de chispas de chocolate semidulce

Dos huevos a temperatura ambiente

1 ½ t. de bicarbonato de sodio

Una taza de azúcar granulada

½ t. de sal

2 ¾ c. de harina de uso general

Una taza de azúcar moreno ligero

1 ½ barrita de mantequilla ablandada

Direcciones:

Mezclar la harina, el bicarbonato y la sal.

Creme el azúcar y la mantequilla juntos. Baje la velocidad. Añada los huevos, el vinagre y la vainilla.

Todavía a fuego lento, añada poco a poco la mezcla de harina, los trozos de tocino y los trozos de chocolate.

Añada pellets de madera a su ahumador y siga el procedimiento de puesta en marcha de su cocina. Precaliente su ahumador, con la tapa cerrada, hasta que llegue a 375.

Coloca un poco de pergamino en una bandeja de horno y deja caer una cucharadita de masa de galletas en la bandeja. Deja que se cocinen en la parrilla,

tapado, durante aproximadamente 12 minutos o hasta que estén dorados. Disfrute.

La nutrición:

Calorías: 167

Carbohidratos: 21g

Grasa: 9g

Proteínas: 2g

Melón envuelto en prosciutto

Tiempo de preparación: 0 minutos

Tiempo de cocción: 25 minutos

Porciones: 8

Ingredientes:

1 melón maduro

Sal y pimienta

16 lonchas finas de jamón serrano

Direcciones:

Encienda las brasas o caliente una parrilla de gas para una cocción directa media. Asegúrese de que las rejillas estén limpias.

Cortar el melón por la mitad a lo largo y sacar todas las semillas. Cortar cada mitad en 8 cuñas y, a continuación, cortar la corteza de cada cuña. Salpimienta y envuelve cada gajo con una loncha de jamón serrano, cubriendo la mayor parte posible del melón.

Poner las cuñas en la parrilla directamente sobre el fuego. Cierre la tapa y cocine, dándoles la vuelta una vez, hasta que el prosciutto se marchite, se dore y se crispe en algunas partes, de 2 a 3 minutos por lado. Servir caliente o a temperatura ambiente.

La nutrición:

Calorías: 118.3

Grasas: 5,4 g

Colesterol: 0 mg

Carbohidratos: 12.5 g   Azúcares: 0 g

Fibra: 1,1 g   Proteínas: 6,7 g

Almendras a la canela

Tiempo de preparación: 10 minutos

Tiempo de cocción: 1 hora y 30 minutos

Porciones: 4

Ingredientes:

1 huevo, la clara

1lb. Almendras

½ taza de azúcar moreno

½ taza de azúcar granulado

1/8 cucharadita de sal

1 cucharada de canela molida

Direcciones:

Batir la clara de huevo hasta que esté espumosa. Añadir la sal, la canela y los azúcares. Añadir las almendras y mezclar para cubrirlas.

Extiende las almendras en una bandeja de horno forrada con papel pergamino. Asegúrese de que están en una sola capa.

Precaliente la parrilla a 225F con la tapa cerrada.

Asar durante 1 h y 30 minutos. Remover a menudo.

Servir ligeramente frío y disfrutar.

La nutrición:

Calorías: 280

Proteínas: 10g

Carbohidratos: 38g

Grasa: 13g

Conclusión:

Enhorabuena por haber llegado hasta aquí. La dieta cetogénica está considerada como una de las dietas más eficaces y populares de la actualidad. Además de su popularidad, esta dieta también ofrece enormes beneficios para la salud del organismo.

La dieta ceto es un plan de alimentación que permite al cuerpo producir cetonas y entrar así en un estado de cetosis. Las cetonas se producen cuando el cuerpo utiliza la grasa como fuente de energía en lugar de la glucosa. Esto es posible porque la dieta consiste en comidas que reducen la ingesta de azúcares y carbohidratos, agotando así el almacenamiento de glucosa del cuerpo. Por este motivo, las personas pueden perder peso y mantenerlo cuando siguen esta dieta.

Sin embargo, la pérdida de peso no es el único beneficio de seguir esta dieta. Las personas también pueden tratar dolencias como la epilepsia e incluso prevenir algunas enfermedades relacionadas con el estilo de vida, como la diabetes de tipo I y II. La dieta es muy sencilla y fácil de seguir y puede adaptarse a su estilo de vida.

Disfruta.

CPSIA information can be obtained
at www.ICGtesting.com
Printed in the USA
BVHW091700090621
609093BV00002B/358

9 781802 895087